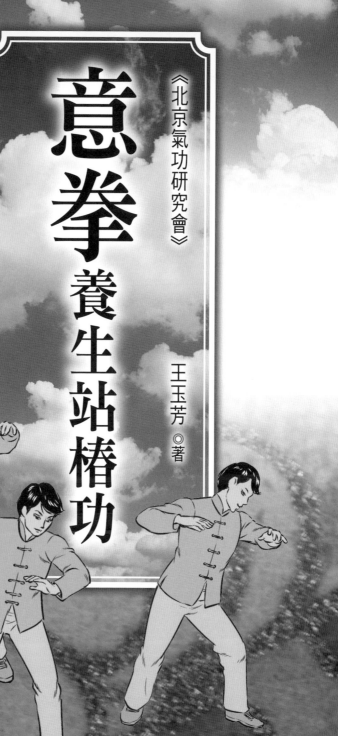

意拳

養生站樁功

《北京氣功研究會》

王玉芳 ◎著

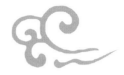

目錄

目錄

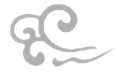

Contents

目錄

目
錄

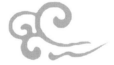

意拳養生站樁功簡介

　　意拳又稱大成拳。站樁功又名養生樁，係大成拳宗師王薌齋老先生經過半個多世紀實踐獨創的一種養生、健身、治療的功法。意拳養生站樁功是把意拳和站樁功的功理、功法有機地結合在一起的一種功法。無數事實證明它具有科學性，因為它始終按照事物的自然法則練功。最初階段不把人為的意識注入練功過程。要求自然呼吸，不守丹田，不講大小周天循環，更不講陰陽八卦，通過自然呼吸，全身放鬆，凝神定意。姿勢動靜虛實，鬆緊調配，配合適當的形象思維活動，慢慢達到全身輕靈，得意而忘我的境界。

　　站樁功簡便易學，不論行、走、坐、臥均可鍛鍊，堅持鍛鍊，定能收到祛病、健身、長壽的目的。

　　初練時，可從幾分鐘、十幾分鐘到二十幾分鐘，逐

步加量到一小時。在練功的最初一兩週內，可能出現各種自我感覺，如：打嗝、出虛恭、津液增多、腸鳴、打哈欠、流眼淚，關節炎患者可出現紅腫、痛麻等現象。

以上這些都是正常的反應，可以說是良性反應過程，不必驚慌，慢慢會減少，最後就會消失了。隨著血液循環的加快，微循環組織細胞物質及氣體交換增強，體內生理活動發生變化，大腦得到充分休息，中樞神經得到調整，五臟六腑如「樹木雖凝然不動，內在卻生生不息」。

也正是這種自然現象的啟示，創造了從靜求超速運動的站樁功。所以王薌齋先生總是講大動不如小動，小動不如不動，不動才是形靜而實動的一種內在的生生不已之動。

今天的站樁功，不僅是武術愛好者的一項基本功，而且是一種功效卓著的醫療體育方法，根據多年的試驗、治療觀察，它對多種慢性疾病如：慢性氣管炎、神經衰弱症、慢性胃腸病、慢性肝病、高血壓、慢性風濕病、類風濕病、脂肪瘤、冠心病等，都可獲得意想不到的良好效果。對紅斑狼瘡、各種癌症、青光眼、半身不遂、哮喘等病，也可有一定的療效。

站樁功是個整體鍛鍊，整體治療，所以在站樁的過

程中，人體血液的流量、流速、人腦電波波幅的改變、人體表皮溫度的增加，都是由血液循環加速所引起的。因此它增強了各系統的新陳代謝，使中樞神經得到了充分休息，調節功能加強，五臟六腑、四肢百骸得到充分的灌流。

　　所以說，意拳站樁功的鍛鍊過程就是人體進行自我調整的過程，使已失調而患病的部位得到調整，恢復生機，達到有病治病，無病健身的目的。

意拳養生站樁功要點

　　意拳養生站樁功不需注意呼吸，不意守丹田，不講大小周天循環，更不講陰陽八卦。通過自然呼吸，全身放鬆，凝神定意，姿勢動靜虛實，鬆緊調配，適當的意念活動，漸漸達到呼吸慢、長、細、勻，思想入靜，身體舒適輕靈，體內息息相生。在練功過程中無思無慮。不論站、行、坐、臥均可鍛鍊，簡單易行。

　　練功時無論採取哪種姿勢都要全身放鬆，擺好姿勢保持不動，各大小關節似曲非直，經常注意全見放鬆，但要「鬆而不懈，緊而不僵。」也就是在放鬆的前提下，又要保持全身和諧完整一致。

　　在拳技上稱為內三合、外三合。內三合是指心與意合、意與氣合、氣與力合；外三合指手與足合、肘與膝合、肩與胯合。體內空靈，外形中正圓合，以意內用，以形為體，以靜為合，形意一致，以形取意，意自形

生，形隨意轉，內外合一。以上要領需經過長期鍛鍊，才能領會其精神。

關於姿勢的調配，需根據個人情況而定。體質弱的可採用坐臥為主，站式為輔；體質較好的應採取站式為主，扶樹等輔助式相配合。一般病情不重，體質中等的人鍛鍊時可採取站式。舉例如下：

初練階段：預備式和浮托式為主，適當配合輔助功，以鬆為主，適當注意鬆而不懈，緊而不僵，以放鬆意念活動為主，適當體會水浴活動，每次可站30分鐘，勿疲勞。這一階段可能感到四肢酸痛，也可能舊傷（局部）似有復發的反應，要防止失去信心，一定要堅持下去。在此階段也有舒服的感覺，心身愉快，精神飽滿，食欲增加，體力增強，病情初見好轉。這一階段，大約需3個月左右。

第二階段：酸痛等不適感覺基本消除，即使有些反應也無關緊要。此階段可有舒適之感。通過相應的意念活動，消除雜念，體內微動，病情大有好轉，信心大大增強，精神面貌可有顯著改善。這時可練推托式，分水式，學會掌握兩三種輔助式功，以加強練習。這段時間大約要半年以上。

第三階段：屬於強功，不作詳述。

各種病症應採用的姿勢舉例

1. **神經衰弱**：應採用撐抱及臥式。
2. **高血壓**：應採用撐抱、扶樹、扶椅武。
3. **心臟病**：應採用靠樹、浮托式。
4. **肝臟病**：應採用揉腹、上混元式。
5. **肺病**：應採用浮托式、舉手式。
6. **腎臟病**：應採用揉腹、浮托、分水式。
7. **腸胃病**：應採用扶椅、揉腹式。
8. **半身不遂**：應採用扶椅、浮托、撐托式。
9. **關節炎**：應採用浮托、分水式（加深）。

以上是根據一般情況而言，無論什麼病，初練時均需以浮托、撐抱式為主，再根據疾病、體質的具體情況調配不同姿勢，加強配合，不可強調哪種姿勢。

意念活動和入靜

「凝神定意」是練功的重要一條，它能使中樞神經得到充分的修整，調整生理機能。因初練時往往不易入靜，即通過意念活動來克制雜念借以達到入靜的目的。意念活動就是設想某種輕鬆愉快的風景和優美的境界使自己彷彿置身於此景中，以達到萬念歸一，心曠神怡，

悠然自得的心境，以免受七情（喜、怒、憂、思、悲、恐、驚）的侵襲，一般可採用下列幾種意念活動：

（一）**放鬆活動**：吐息之間，由上而下檢查自己是否全身放鬆了。

1. 面部似笑非笑。

2. 上下牙齒微張。

3. 鬆肩鬆肘。

4. 繼而胸、背、腰、腹、胯、腿、腳，全身各個部位都要放鬆。

（二）**水浴活動**：設想在一個舒適的溫泉大浴池裡，飄然自在，靜聽泉水的涓涓流動之聲。

（三）**搭扶活動**：設想雙手搭扶於飄在水中的氣球上，使全身始終處於輕鬆舒適狀態。

（四）**幻景活動**：設想自己站在廣闊田野上，正在欣賞農村的豐收景象，或站在寂靜的山林溪流旁、湖水之濱等。

以上僅舉幾個例子，還應根據自己所練的姿勢，所處的環境採用適當的意念活動。此外，意念活動還有兩點作用：

1. 練功時體內效感是輕靈、飄浮、內動，意念活動對這種效感起著極大的誘導和促進作用。

2. 人體有隨意肌和不隨意肌，通過放鬆意識，暗示隨意肌肉的放鬆。

意拳養生站樁功的姿勢和要求

一、站式一　撐抱式

　　站為樁功基本肩架。全身自然直立，氣靜神怡，應戴天覆地與天地合一。頭居人體最高處，為一身之主宰，不宜傾斜，周身舒展，微有挺拔之意。橫步展開時，兩足尖向前平行站齊與肩寬，不可前後參差，腳心含虛不可吃力，如果足用力，則站不穩，心頂於頭，氣機受阻，全身關節不靈，焉能求其穩定。臀部略向下坐，似坐高凳，膝關節微

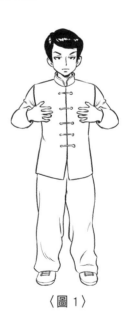

〈圖1〉

有彎曲，小腹常圓。雙手慢慢移至胸前，高不過眉，低不過臍，鬆肩墜肘，腋半虛，臂半圓，肱手距胸一尺左右，手心向內如抱球狀，手指分開而微曲，兩手指相距二、三拳遠。心窩微收，頭直目正。面部似笑非笑，牙齒上下銜接，不要用力扣合。舌頭似頂非頂，自然為主。呼吸求自然，嘴微張露一縫隙，以達到舒適為原則，遠望眼前景物好像為輕霧所遮，隱約可見，或兩眼輕輕閉合，要精神內視「收視聽內」切忌意守眉心，靜氣聽極遠處微細的聲音，由近到遠，漸漸就聽不到了，而感到耳邊有聲響，就像下雨一樣作響（圖1）。

二、站式二　浮托式

　　兩腳同前式，兩膝略彎，最大彎度前不過腳尖，臀不過腳跟，兩腳力量平均。全身重心置於兩腳中間，兩手提於肚臍左右，臂半圓，腋半虛，鬆肩墜肘，手心向上。十指分開略彎曲，雙手手指相對，距離三拳左右，似托一個氣球。頭直，目正，身直。臀部似坐高凳，目似閉非閉，自感全身浮飄，有虛靈挺拔之意（圖2）。

三、站式三　混元式

　　身體直立，雙腿分開與肩齊。雙臂提起，小臂下

落。手心向後，十指分開，雙腕用力，手指用意下指地。設想自己如千年松柏之勁立，兩足穩如生根，不怕颶風吹動，因而站如松，適合體強加力者（圖3）。

四、站式四　矛盾式

　　設想自己如千年松柏之勁立，兩足穩如生根，成弓箭步。撐肘，目從虎口遠視。此間架講求形、意、氣、力相合。

　　形（姿勢）和意（意念活動）二者不可偏廢，才能收到靈活適宜的配合（圖4）。

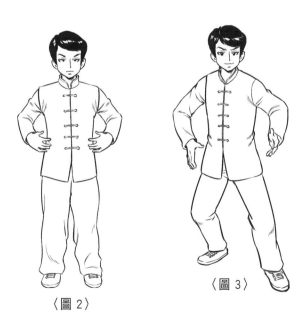

〈圖2〉

〈圖3〉

五、站式五 扶按式

　　兩手提於胸前，閉目，手心向下，如按水中氣球，身略前傾，上下有浮動之感，要以腰為軸左右劃弧，緩動2至3分鐘一個單程；設想自己下半身泡在適應本身溫度的舒適水中，水從四面八方緩緩向身體沖撞，任其自由搖擺（圖5）。

六、行走式

　　身體直立，目視遠方，雙腿略曲，兩臂自然平展，

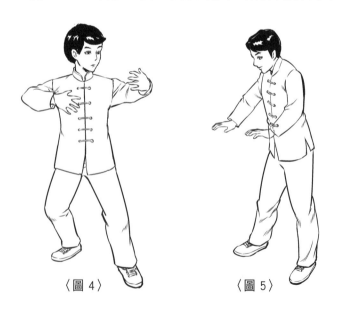

〈圖4〉　　　　　　　〈圖5〉

鬆肩撐叉，手指前伸，抽胯出腿，左腿向左旋轉約45°左右著地，右腿同左腿動作一樣，輪換動作。雙手掌似按兩個大氣球，隨身緩緩滾動，隨機前進（圖6）。

七、坐式一

　　身體直立，端坐椅邊，兩膝自然分開，膝曲約90°雙手輕放於大腿上，亦可手心向上，似托氣球。鬆肩撐肘，閉眼、嘴微張，似聽百鳥爭鳴，視青山綠水行舟，坐船上猶如春風徐徐吹拂（圖7）。

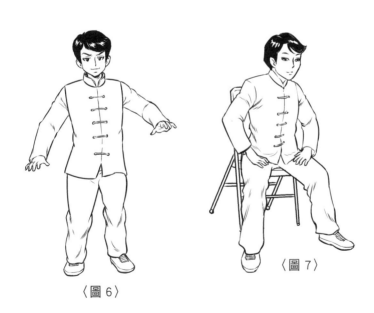

〈圖6〉

〈圖7〉

八、坐式二

　　兩手放於臍部左右，鬆肩墜肘，距胸遠不過尺，近不貼身，十指分開，似抱球之意，不用力，也不讓球跑掉，似有鬆緊帶套在手上，上下浮動，亦可用手輕輕揉動。兩腳分開比肩寬，兩腿微曲放鬆，兩腳跟著地，腳尖回勾。閉目、靜想面前優美風景，面部似笑非笑。如雜念叢生不易克制，則聽之任之，來者不拒，去者不留，還可靜觀活動，似思高空明月，遠方傳來悅耳歌聲，逐步進入迷離忘我之境界（圖8）。

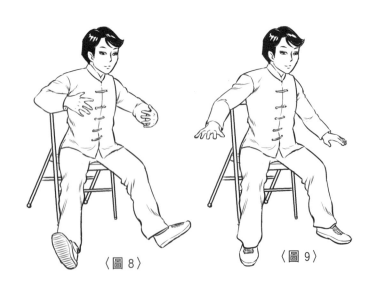

〈圖8〉　　　　　　　　　〈圖9〉

九、坐式三

兩腿前伸，兩腳平放著地，腳距比肩寬，雙手自然平伸，似放於水面，手心向下，十指分開，似夾非夾，用意不用力，才能做到意到力即到（圖9）。

十、坐式四

身坐椅邊、兩臂左右分開，自然抬起。高不過眉，十指分開，似夾非夾，似推物狀，閉目養神，意貫全身。兩腿分開、兩腳平放、略比肩寬，兩臂累時，可自然輕放腿上（圖10）。

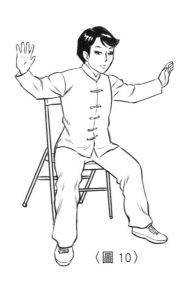

〈圖10〉

十一、臥式一

　　兩臂抬至胸前，鬆肩撐肘，肘離床半尺左右，十指分開略曲，似有鬆緊帶相連，用意撐拉兩臂。兩膝提起，腳跟著床，累時雙腳平放床上，肘部著床，閉目似睡（圖11）。

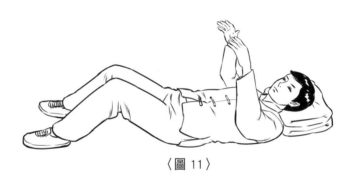

〈圖 11〉

十二、臥式二

　　身仰臥，枕頭高低適宜，兩臂抬至胸前，鬆肩撐肘，肘似貼床，十指分開、撐夾，手指向上。兩膝提起彎曲，約45°，腳跟著床。累時兩腳平放下踏，肘部下落著床，反觀內視，心胸浩瀚（圖12）。

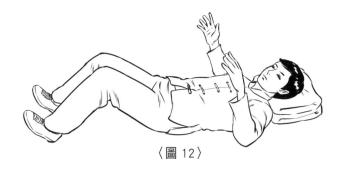

〈圖 12〉

十三、臥式三

身體仰臥，兩腿平伸，腳距約小於肩，輕輕閉目，嘴微張。

雙手貼於腹部，然後兩手輕輕抬起，自上而下按摩丹田區域。

累時如仰臥水中蕩漾，體會自身似被大氣包裹，合為一體，達到入睡狀態（圖13）。

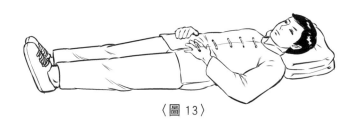

〈圖 13〉

十四、臥式四

　　右側臥式，兩腿微曲，左腿放在右腿上，左手放在左腿上，右手曲放枕旁。設想自身臥於溫水池裡浮動，靜聽風吹樹葉沙沙響，似有房沿流水滴瀝聲，不知不覺朦朧入睡（圖14）。

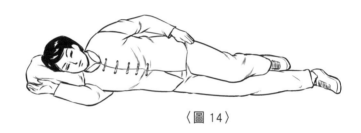

〈圖 14〉

意拳養生站樁功的原理及方法

一、意拳養生站樁功概論

（一）意拳養生站樁功的意義和作用

意拳養生站樁功是一種醫療體育運動。操練時，人體站立或坐臥不動，主要利用以下四個作用，來進行鍛鍊：

1. 人體重力的作用力。

2. 姿勢的作用力。

3. 呼吸的作用力。

4. 意念的作用力。

其中更重要的是意念作用力。在意念作用中，還要掌握以下三個環節：

1・放鬆。

2・求美。

3・入靜。

通過人體重力，姿勢和呼吸的作用，可以對人體（其中以周圍神經的鍛鍊為重點）進行鍛鍊；通過意念作用，由於人體的軀幹和四肢靜止不動，運動量相對減少，可以對神經（其中以中樞神經為重點）進行調節。

人體和神經由於受到鍛鍊和調節而達到機能活動增強。從而達到健身、防病、治病和長壽的目的。

比喻說：人體是一個工廠，神經系統為指揮中樞，內臟各系統，如呼吸、循環、消化、泌尿和內分泌等為各生產車間。

神經系統經過鍛鍊功能增強了，其他各系統的生理活動都隨之提高。內臟各系統的功能提高了，可以更好地保證新陳代謝活動。新陳代謝的功能提高了，可以生產出越來越多的原生質和能量（內氣）。原生質更新可以增強體質。能量為人體生理活動的原動力，能量增強和增多，反過來又可提高人體其他各種生理活動（包括消滅病菌和消除病態細胞）的功能，從而達到健身、防病、治病和長壽的目的。

總結以上，我們可以概括地說：意拳養生站樁功是由一個姿勢，四個作用力，三個意念和一個目的所構成。

（二）意拳養生站樁功的分類

意拳養生站樁功包括站功、坐功、臥功、行功四種功法。其中以站功為主，坐、臥和行功為輔。體弱病重不能練站功者可練坐功，不能練坐功者可練臥功，收功後練行功作為整理運動。

（三）意拳養生站樁功的特殊性

意拳養生站樁功，是武術與氣功相結合的產物，潛力很大，運動量可大可小，既可用以治療疾病，又可作為拳術以及體育運動的基本功。近期效果和遠期效果都好，不出偏差。

意拳養生站樁功是利用外靜內動的方法進行鍛鍊，外部越不動，內部動得越好，從而使新陳代謝和血液循環加快，耗氧量增加，既可利於健身治病，又可使我們得到「輕鬆舒適美」的享受。方法簡便大方，無論男女老少，有病無病，隨時隨地皆可練功。如平日行走、坐、臥和站立皆可練功。

二、意拳養生站樁功的基本練法

（一）站功的基本練法

站功的基本練法由三個大環節和六個小環節所構

成。為了概念明確和易於記憶，簡稱「三環六節」，現列示如下：

調整姿勢 ⎰ 調整要領
　　　　 ⎱ 調整鬆緊

調整心理 ⎰ 調節心理
　　　　 ⎱ 簡化心理

調整呼吸 ⎰ 胸式呼吸
　　　　 ⎱ 腹式呼吸

（1）調整姿勢

現根據傳統練法，總結出簡單易練，收效理想和不出偏差的一套站式練法如下：

（1）預備式

（2）正功武

1）浮托式

2）扶按式

3）撐抱式

4）撐推式

（3）休息式

（4）結束式

調整姿勢分調整要領和調整鬆緊兩個小環節。現將調整要領和調整鬆緊的方法，分別說明如下：

（1）調整要領

1）預備式的要領

開始練功時，要做垂手站立式，進行預備。預備式是一個基礎站式，其他站式都是由這個預備式變化出來的，其要領如下：

① 開腿平腳。兩腿分開與肩同寬，兩腳站在一條線上，腳掌微吃力，腳趾微抓地。

② 頭直目正，身莊聲靜，虛靈挺拔，要求凝神定意。

③ 鬆肩撐肘。兩肩要下垂，兩肘要撐圓，使胸腔自然擴展，呼吸加深，以利心肺的生理活動。

④ 撐腕曲指。腕要撐圓，指要曲張，虎口要圓，手心要空，手指微感發脹。

⑤ 平胸舒背。胸要平坦，背要舒展，使胸腔保持自然擴展狀態，以利心肺的生理活動。

⑥ 臀坐曲膝。臀部下坐，如坐高凳，兩膝略呈彎曲，彎曲程度大小，需視體質強弱決定，不強求一致。

⑦ 撐襠。兩腳分開呈小八字，襠要撐圓，有利於氣血流通。

⑧ 閉目養神。眼要微閉，不可用力，似有一層薄霧所遮，使大腦得到休息。如閉目頭暈，也可兩眼睜開，遠視一個固定目標（如愣神），使目力也能得到鍛鍊。嘴唇要輕合，面部表情要

似笑非笑，以使面部肌肉放鬆。

⑨ 齒舌自然。上下牙齒自然銜接，不要張開和用力扣合。舌頭似頂非頂自然接觸。口水要嚥下，不要吐出。

2）正功式的要領

正功式有浮托式，扶按式，撐抱式和撐推式四種。其要領除兩臂和兩手有變化外，其他與預備式相同。

浮托式：兩手提於肚臍左右，臂成半圓形，鬆肩撐肘，手心向上，十指分開略彎曲，雙手指相對，距離二拳左右似托一個氣球。

扶按式：兩手抬起比肚臍稍低，距小腹約二拳左右，手心向下如撐著東西（水上浮球）。

撐抱式：兩手抬起與兩乳同高，手心向內，手指相對，兩臂撐圓，如抱著東西（氣球）。

撐推式：兩手抬起比眼稍高，距眼四拳左右，手心向外，兩臂撐圓，如推著東西（大山）。

為了使胸腔保持自然擴展狀態，以利心肺的生理活動，兩手的距離要大於兩乳寬度。

以上各式的運動量大小不同，要按照體質強弱情況選用。根據經驗，以撐抱式鍛鍊效果比較理想。因為兩臂撐圓內抱有利於氣血流通和保持氣力不散。且手心向內，產生的能量（內氣）可以回到體內，有利於醫療和保健。

因此，可以說：一個姿勢——撐抱式，一個目的——保健，終身用之不盡。

3）休息式的要領

練功感覺疲勞時和收功前，可以改練休息式，在正功式的基礎上，將兩手慢慢放下，恢復預備式，再將兩手後背，放在兩臀部位，手心向外。

4）結束式的要領

在休息式的基礎上，將兩手恢復預備式，然後用右手捂著心臟，左手捂著肚臍，使由於練功所產生的能量（內氣）回於體內。

其他要領同預備式。

（2）調整鬆緊

調緊：一方面使身體站穩不動，使壓力點和支力點不變，同時將兩臂上抬，兩腿下蹲，兩肘撐圓，撐腕曲指，以加大對人體組織的作用力，使人體組織細胞變緊，但緊的要合理即緊而不僵，如有發僵之處，要進行調整。

調鬆：另一方面，由中樞神經的調節，使人體組織細胞放鬆，但鬆得要合理，即鬆而不懈，如有鬆懈之處，要進行調整。

放鬆時，要先局部後整體。放鬆局部時，要抓關鍵部位，關鍵部位放鬆，即可帶動臨近部位都放鬆。

根據經驗，有八個部位放鬆即可帶動周身放鬆，可

以簡稱「八鬆」，如下：

鬆腹鬆口

鬆肩鬆肘

鬆腰鬆胯

鬆腳鬆手

局部放鬆以後，如願使人體組織細胞運動量加大，可用意念將人體組織細胞微微調緊一下，人體組織受到調緊的作用力即產生反作用力，從而人體自然產生微動現象。但要控制，不要大動。人體組織越動越鬆，越鬆越舒適，越舒適越美，越美越鬆，從而使神經得到調節和鍛鍊。

這種調鬆與調緊相結合的方法，我們可以簡稱「八鬆一緊」。

2. 調整思想

調整思想包括調節思想和簡化思想兩個小環節。

在練功過程簡化思想時，方法上不要直接和硬性地讓大腦入靜。根據經驗，應用調節思想來簡化思想。就是讓大家繼續進行思想活動，但要想那些有利於身心健康的樂觀意念，使樂觀意念占領思想陣地，從內排除雜念，簡化思想，誘導入靜。

用調節思想來簡化思想的具體作法是：在調整鬆緊的基礎上，體驗周身由於放鬆而產生的「輕鬆舒適美」

感，讓「輕鬆舒適美」占領思想陣地，從而排除雜念，簡化思想，誘導入靜。

為了加強美感，還可默想美景。那麼，調節思想包括「放鬆」、「求美」兩個過程。

根據經驗，隨著練功實踐及功夫逐漸加深，調節思想過程逐漸縮短，入靜速度逐漸加快，練功到一定程度，形成條件反射，一站即符合練功原則和練功方法，自然入靜。

為了使心理影響生理，從而得到更理想的鍛鍊效果，在練功求美過程，可以選作以下意念活動。

（1）自己的身體輕如紙，隨風飄蕩。

（2）自身鬆如絮，氣血流通。

（3）美如仙，如醉如眠。

（4）和風透體。

（5）細雨淋身。

（6）如踩棉包而虛懸。

（7）默看美景。如平地綠草，平湖輕波，青山綠水，鳥語花香，猶如幽雅繪畫，置身其中。

（8）默聽喜愛的輕音樂或戲曲。

練功到強壯階段，病癒身健，為了提高鍛鍊效果，可以選作以下強度較大的意念活動：

（1）意想如醉如眠。

（2）意想如神如仙。

（3）意想兩肘遠撐天邊。

（4）意想抱虎推山。

練扶按式或浮托式時，兩臂下垂，對胸腔無影響，練功時自然達到氣沉小腹，小腹充實，久而久之，其腹式呼吸自然形成，不可強求。

練撐抱式或撐推式，由於兩臂抬高，胸腔擴大，肋肌收縮的幅度變小，因而使胸式呼吸困難。這時，為了適應氣體交換的需要，膈肌被迫增加舒張和收縮的幅度，從而形成腹式呼吸。

胸式呼吸以自然、正常、柔和、細勻為原則；腹式呼吸以自然、深長、緩慢、柔和、細勻為原則。

呼吸要用鼻吸鼻呼，不要口吸口呼，用鼻呼吸可使腦神經受到鍛鍊，從而使大腦清醒發達。用鼻吸氣可用鼻毛阻擋外界污垢進入體內，還可調節空氣溫度和濕度。

（二）坐功的基本練法

坐功的練法與站功基本相同，也是由三環六節所構成，所不同的就是坐著練。

預備式：鬆美自然坐在凳上，兩腳分開與肩同寬並著地，兩腿弓曲，弓曲角以90°為原則，但為了適應凳子的高低，也可以靈活掌握，以舒適得力為準，兩手放在大腿上，手心向下。其他要領同站功預備式。

正功式：在預備式的基礎上，兩臂圓撐，慢慢抬起，選作以下各式：

1. 浮托式

2. 扶按式

3. 撐抱式

4. 撐推式

其他要領同站功正功式。

休息式：兩手後背貼腰，手心向外。其他要領同站功休息式。

結束式：右手捂著心臟，左手捂著肚臍，片刻後，兩手放下，恢復預備式，然後起立做常步走，進行整理活動。

其他要領同站功結束式。

病重體弱不能練正功式，可先練預備式或休息，待病輕體健後再練正功式。

練坐功過程中，在呼吸正常自然的基礎上，要進行放鬆，求美和入靜活動。

（三）臥功的基本練法

臥功的練法與站功基本相同，也是由三環六節所構成，所不同的就是臥著練。

預備式：鬆美自然仰臥在床上，頭放在枕上，腰要平直，兩腳分開與肩同寬，兩腿平伸，也可以弓曲，弓

曲的角度以舒適得力為準，兩臂放在床上，手心向下。

其他要領同站功預備式。

正功式：在預備式的基礎上，兩臂圓撐，慢慢抬起，選作以下各式：

1·浮托式

2·扶按式

3·撐抱式

4·撐推式

其他要領同站功正功式。

休息式：兩手放在小腹兩側，手心向下。其他要領同站功休息式。

結束式：右手捂著心臟，左手捂著肚臍，片刻後，兩手放下，恢復預備式，然後自由活動，可以側臥，可以坐起來或下地行走。其他要領同站功結束式。

在練臥功過程，在呼吸正常自然的基礎上，要進行放鬆，求美和入靜活動。

（四）行功的基本練法

行功是運動，練功要動靜結合。站、坐和臥功是靜功，練完後要練行功，作為整理運動。

為了適應醫療保健的需要，練行功時，除在心理上保持「輕鬆舒適美」的精神狀態外，在行動上還要做到慢勻、圓柔、平穩、輕靈、沉著、舒展、大方。

適合保健用的行功，有以下幾種：

常步行功

醉步行功

平行步行功

1. 常步行功

練常步行功，也要由站功預備式開始，由站功結束式結束。

身體鬆美站立，平視前方，先邁左腳，兩手配合兩腿交互自由擺動。在練功過程中可以作上托、下按、內抱和外推等式，並保持「輕鬆舒適美」的精神狀態，呼吸自然。

常步行功的速度以每分鐘走一百步為準。

站功結束後，立即練常步走功至少一百步，作為調整運動。

平日走路也可以練常步行功。

2. 醉步行功

練醉步行功也要由站功預備式開始，由站功結束式結束。

身體鬆美站立，閉目凝神，頭微仰，腿微曲，雙手向身體兩側斜伸，與臍同高，手心向下，也可以後背貼腰，手心向外。

行走時，體重移於一腳，另一隻腳慢慢做欲行欲止的懶狀半步前移。左腳前移時，頭向右歪，右腳前移時，頭向左歪，如此交替前進或後退。

在行走過程中也可以止步，在原地連續作向前弓腿，向後坐胯動作，然後繼續行走。

練功過程，神態如醉如眠，如狂如癲，如神如仙，從而身體得到鍛鍊，神經得到調節。自然呼吸，不要限制哪隻腳邁出必然要呼或吸。

3. 平行步行功

練平行步行功也要由站功預備式開始，由站功結束式結束。

身體鬆美站立，平視前方，兩腿微曲，兩手向身體左右斜伸45°，手心向下，與臍同高，兩手也可以作抱式，托式或背手貼腰。

邁左腳時，體重移於右腳，左腳抬起與地平行，移於右踝旁，然後向左前方平行地面和劃弧形邁出一步，腳掌與腳跟同時落地。依同法，邁右腳時，體重移於左腳，右腳抬起，與地平行，移於左踝之旁，然後向前方平行地面和弧形邁出一步。如此交替前進或後退。

在行走過程，可以步步，在原地連續作向前弓腿，向後坐胯動作，然後繼續行走。

為了保證前進和後退輕靈自然，邁步不可過大，呼

吸要正常自然。

三、意拳養生站樁功的醫療練法

意拳養生站樁功是整體鍛鍊，通過整體鍛鍊，人體各系統的生理功能都能得到增強和提高。所以如能堅持練功即能達到健身、防病、治病和長壽的目的。

但是由於體質強弱不同，所患病種和病情不同，為了取得更理想的鍛鍊和醫療效果，在基本練法的基礎上，對以下三個因素還要進一步的加以注意和靈活掌握。

1・運動量

2・意念活動

3・呼吸

（一）運動量

運動量的大小與練功強度大小和時間長短成正比例，強度越大，時間越長運動量越大。如練功的強度不變，練功的時間越長，運動量越大。如練功的時間不變，練功的強度越大，運動量越大。

練功要適量，不可欠量，更不可過量。欠量鍛鍊不夠，效果不理想；過量要傷身體。如常有病人，由於練功得到療效，嘗到甜頭而練功過量，往往適得其反，所

以要不超過自身的負擔能力最為理想。

為了練功適量，應參照以下要求進行掌握：

1. 關於練功的姿勢

練功的強度與姿勢有關，如：

（1）軀幹和四肢越不動，壓力點和支力點越不變，強度越大。

（2）支撐物（地面、凳子、床）對人體的支撐面越小，強度越大。如站功比坐功強度大，坐功比臥功強度大。

（3）兩手抬得越高，而腿蹲得越低，強度越大。

（4）因為地心有吸引力，手心向下，比向上能量（內氣）泄出的多。

根據上述，對於功法而言，如病重體弱不能練站功即練坐功，不能練坐功即練臥功。

對於姿勢而言，初學或病重者可先練浮托式或低抱式，待病漸好，體質漸強，可改練撐抱式。患高血壓、頭暈或頭痛等病可練扶按式使能量（內氣）下泄，頭腦清醒。

患半身不遂病可以扶著或靠著東西練，如扶著桌子練扶按式，扶著樹練撐推式，靠著樹練撐抱式。

2. 關於練功的時間

初學可由五分鐘開始，逐漸增加，每次練功一般最多不宜超過一個小時，要以保持代謝平衡為原則。

3. 關於練功的次數

初學或有病每日可多練幾次，至少三次。每次時間要短些，即化整為零，待病漸好，體質漸強，可以減少練功次數，增加每次練功時間，即化零為整。

根據經驗，健康人由於身體負擔能力強，在不超過自身負擔能力前提下，可以增加強度減少時間，以把體質鍛鍊得更加強壯有力。

病人由於體質弱，負擔能力小，在不超過體質負擔能力的前提下，可以減少練功強度，增加練功時間，這樣既可減少能量（內氣）和物質消耗，又可延長對疾病的調治時間。

（二）意念活動

1. 關於意念

養生站樁功是整體鍛鍊，為了保持人體各種生理活動的平衡，原則上不意守身體某一部位，如丹田。放鬆時要意想周身，求美時要意想外景，可使心胸更加開闊，精神更加舒暢，因而更有利於身體健康和疾病的痊癒。

根據經驗，患內科各病以忘掉病灶為好，患外科各病可以意想病灶，並假想以針刺、熱敷、或烤電對疾病進行治療。

輕病宜意想近景，重病宜意想遠景。

患高血壓、頭暈、頭痛等病意念活動宜向下想，如意想平地、綠草、平湖綠水。

患神經衰弱和血壓低病宜意想高景和遠景，如高山綠樹，高空藍天或遠地風景。

2. 關於導引

氣血的運行是有規律的，是在大腦的調節下，按照生理活動的需要，自然的向需要的地方運行。如晚飯後散散步，助消化增加，氣血向胃運行，思考問題時，氣血向大腦運行。

因此，在練功過程，對氣血不做導引，讓其在大腦的調節下，按照生理需要，自然運行。

根據經驗，這樣練，既能達到健身治病的目的。又能保證安全，不出偏差。

3. 關於放鬆、求美和入靜

放鬆可使人體組織細胞得到鍛鍊，求美可使大腦得到調節，入靜可使身心得到調整和疾病得到治療，所以說放鬆、求美和入靜是醫療保健養生站樁功意念活動的

三個要素。對於健身、防病、治療和長壽能夠起到積極的作用。因此，在練功過程，如能通過放鬆、求美活動誘導入靜是最理想的。

但是，對於入靜如有困難，也不要強求，單純進行放鬆、求美也有效益。

根據經驗，對健康人，尤其是體力勞動者以放鬆、求美比較理想，對於腦力勞動者，尤其是病人，除具備以放鬆求美外，更應該以入靜比較理想。

（三）呼吸

呼吸就是氣功術語所說的調息（一呼一吸為一息）。意拳養生站樁功主張自然呼吸，不考慮任何方式的呼吸方法，也就是平時怎樣呼吸就怎樣呼吸。人們都知道小孩一出生就已經會呼吸了，沒有人去教，所以呼吸是天賦的一種本能，如果違背人體生理的這一自然規律而加以控制，乃是對身體的戕害，不可取。因此，本功法採用自然呼吸的方法從不出偏差。

四、意拳養生站樁功的醫療方式

意拳養生站樁功對疾病的醫療有練功療法及綜合療法兩種醫療方法。

（一）練功療法

人體對疾病有防治的本能，所以有時生病不治自癒。但這種防治能力有一定限度，如病情過重，超過這個限度，就不能防治。因此，人們必須進行體育鍛鍊，以增強體質的防治功能。這種利用醫療保健站樁功進行鍛鍊，其目的就是增強防治功能的方法，也就是練功療治。

在練意拳養生站樁功過程中，對站、坐或臥功要按照病情輕重適當選用。如病輕選用站功，病重選用坐功或臥功，也可以選用其中兩種，以一種為主，一種為輔，配合治療。

（二）綜合療法

通過練功療法，對疾病仍不能防治時，即需借助於其他療法，如藥物和手術等療法。

但是在借助其他療法的同時，還要進行練功療法，以提高療效，縮短療程和鞏固療效，這種練功療法和其他療法相結合的醫療方式就是「綜合療法」。

在綜合療法過程，可以在一個階段用練功療法，在另一個階段用其他療法，也可以同時用，配合治療。

五、練功出現的反應

在練功過程中，由於受到人體重力、姿勢、呼吸和心理等作用力的影響，人體可能出現生理性、病理性、物理性和心理性的反應。

（一）生理性反應

人體各種生理活動，如新陳代謝、呼吸、循環、消化、內分泌和泌尿等，在未練功前，由於人體已經適應各組織、器官和系統的功能了，通過練功調整的觸動，可能出現各種反應，如：酸、麻、脹、痛、癢、口水多、流眼淚、流鼻涕、打哈欠、打飽嗝、出虛恭、出汗、發熱等現象，還可能出現一手熱、一手涼，身體一側發麻，一側不麻，一側出汗一側不出汗等現象。

這些現象，通過練功調整，生理活動的適應性增強，即可逐漸消失。

（二）病理性反應

在學練功前，如患過某種疾病，雖表面上已「痊癒」但病理變化尚存在，通過練功調整的觸動，可能出現反應。如患過胃病的人，可能出現肚子疼，患過關節炎的人，可能出現節關疼，患過神經衰弱的人可能出現

頭疼，做過手術的人，可能出現刀口疼等現象。這些現象，通過練功調整，疾病徹底痊癒，即可逐漸消失。

（三）物理性反應

在練功過程，人體可能出現顫動、移動和轉動等物理現象。

根據物理學，「靜止的物體在未受到外力作用時，總要保持靜止狀態」。那麼，靜止狀態的人體，在未受到外力時，總要保持靜止狀態，在練功過程，人體之所以出現顫動、移動和轉動等現象，是由於人體受到人體重力、姿勢、呼吸和心理等作用的緣故。

由此可知，靜止本身不能生動，那麼「靜極生動」的說法是不符合物理學原理的。

這種顫動、移動和轉動等現象，最好是加以控制，使之不動，因為人體外部越不動，內部動得越好，越有利於促進新陳代謝和氣血流通。

（四）心理性反應

在練功過程，入靜後可能出現各種幻覺，如感覺身體很大、很小、很輕、很重以及感覺過去經過或接觸過的事物出現在身前。如看見高山流水、花鳥竹石，聽見音樂，歌聲和嗅出香味等現象，這些現象通過練功調整，心理活動功能恢復正常即可消失。

上述四種反應，一般出現於初練階段，由於每個人的體質不同，出現的現象也不同。在反應中，如感覺舒適，不要管它。感覺不舒適，如發大熱、出大汗、發生大動以及其他不良的幻覺，應即進行緩解或停止練功進行糾正。

各種反應通過練功調整消失後，即進入練功舒適階段。練功到舒適階段才能得到輕鬆、舒適、美的享受。

如繼續練功，病症消失，身體健壯，精神旺盛，頭腦清晰，飲食增加，睡眠加深，學習和工作效率提高，身體不覺疲累，即進入練功強壯階段而達到練功的目的。

應該著重指出，練功的目的是健身和治病，不是為了出現反應。不出現反應還可能是人體機能適應性強。因此，通過練功只要身健、病癒，有無反應不要管它，更不要追求它，盲目追求還可能出現偏差。

六、練功發生的變化

在練功過程，由於受到人體的重力、姿勢、呼吸和心理的作用力，人體各種生理活動都要發生變化，其中最明顯和影響最大的是以下三種：

1・新陳代謝。

2・血液循環

3・呼吸。

站功與坐、臥功由於運動量大小不同，發生的變化也不同，現分別說明如下：

（一）站樁發生的變化

1. 新陳代謝加快

新陳代謝是維持生命的基本活動，它包括物質代謝和能量代謝。通過物質代謝加快，可以更新更好。更多的原生質，使人的體質增強。通過能量代謝加快可以增產更好更多的能量（內氣）。能量為人體各種生理活動的原動力。能量增強增多可使人體各種生理活動功能得到提高，因而起到健身、防病、治病和長壽的作用。

根據有關試驗資料，站樁一小時，新陳代謝率約增加50％，耗氧量約增加50％。

2. 血液流通量增加

人體在靜止狀態，全身血液僅有55～75％參加循環，其餘的貯存於脾、肝之內。站功時由於運動量加大，新陳代謝加快，對營養物質和氧的需要增加，在大腦的調節下，更多的血液由肝和脾流入血管參加循環。

根據有關試驗資料，站功一小時後較站功前，血液中紅細胞、白細胞、血紅蛋白均有明顯增加。

白細胞具有消滅病菌、病毒的效力。白細胞增多可

以增強防病、治病的功能。

血紅蛋白是氧和二氧化碳的運輸隊，血紅蛋白增多有利於新陳代謝活動。

3. 毛細血管開放

人體在一般靜止狀態下，毛細血管只有一部分開放，站樁時由於參加循環的血液增多，再由於練功人體組織放鬆，大量閉塞的毛細血管開放，原來開放的血管也變粗。運動量越大，人體組織越放鬆，毛細血管開放的越多和越粗，越有利於新陳代謝活動。大量的血液流入毛細血管，心臟的負擔減輕。因而血壓下降。

4. 脈搏加快

脈搏的次數與心臟的功能有關。心臟功能高，每次排出的血液多，脈搏的次數就少，反之則多。

因此，站樁後，體質強健的人脈搏次數增加的少，收功後，恢復正常的時間短，初練時，一般脈搏次數增加，但通過練功鍛鍊，心臟增強，脈搏次數還可能逐漸減少一些。

脈搏的次數與運動量的大小有關，運動量增大，脈搏次數增多，反之則減少。

因此，站功比坐功增加的次數多，坐功比臥功增加的次數多，臥功比睡眠增加的次數多。

5. 呼吸減慢和加深

站樁功開始是利於胸式呼吸，在練功過程，由於運動量逐漸增加，新陳代謝逐漸加快，耗氧和排二氧化碳量逐漸增加，為了適應這種需要，在呼吸中樞的調節下，呼吸逐漸加深和減慢，從而形成腹式呼吸。站樁站到一定時期後自然地感到呼吸轉向慢、深、細、均勻。這時全身如醉如痴，感覺極舒適。但不可強求腹式呼吸，以防出偏。

（二）坐、臥功發生的變化

支撐物（地面、凳子、床）對人體的支撐面的大小與練功的運動量的大小成反比例。站功比坐功的支撐面小，坐，比臥功的支撐面小，所以站功比坐功運動量大，坐功比臥功運動量大。運動量的大小與新陳代謝的快慢成正比例。那麼，臥功比坐功新陳代謝慢，坐功比站功新陳代謝慢。練臥、坐功過程，入靜後，新陳代謝率還可能低於基楚代謝。

隨著新陳代謝的減慢，呼吸和脈搏也相應的減慢，新陳代謝減慢存在有利的一面，也存在不利的一面。

有利的一面是由於新陳代謝減慢，呼吸和脈搏減慢，人體物質和能量（內氣），消耗減少，可以積累能量（內氣），用以防治疾病。

不利的一面是由於新陳代謝減慢，久練能使人體變弱，療效不易鞏固。

因此，身弱病重可以練坐、臥功，病漸癒後，應爭取改練站功。

練站功可以增產能量，用以防治疾病，練坐、臥功可以節約能量，用以防治疾病，如以理財作比喻、站椿功是開源，坐、臥功是節流。當然，要想取得和積累更多的資金，應以開源為主，節流為輔，要想生產和積累更多的能量（內氣），應以站功為主，坐、臥功為輔。

七、練功的注意事項

1. 練功前應排除大小便，要把領扣腰帶鬆開，拿掉手錶（可喝一點水）。

2. 練功的地點要空氣新鮮，陽光適宜，環境安靜，最好在水邊、樹旁、松柏樹旁更好。

3. 要面背太陽，以免刺眼，要面背風向以免受風刺激，影響入靜。

4. 練功的時間，在公園以太陽出來後為好，在馬路附近以汽車出來以前為好，以免噪音影響。

5. 飯前、飯後一小時不宜練功。

6. 練功要專一，不可見異思遷，要循序漸進，不可急於求成。

7. 練功要有信心、決心和恆心。

8. 練功的強度和時間要善於掌握，要適度和適量，要留有餘力，留有餘興，要強調安全第一。

9. 女性月經期間和懷孕五個月內可以練功，但要適當減少練功強度和練功時間。患急性病、病情較重者不宜練功。精神失常和急重病症不宜練功。

10. 練功要先練心，首先要思想開朗，對於內心矛盾要善於處理，讓壞事變成好事，不要怨天尤人，要知足常樂，能讓自安，要從學習好，工作好，鍛鍊好和生活藝術化中找樂趣。總之要無往不樂，無為不樂，終日心情愉快，永保樂觀主義精神。

   其次，要意志堅強，不為病情嚇倒，要勇於戒掉不良嗜好，如菸、酒等。要合理節制性生活，否則任何營養、藥物和鍛鍊效果皆可抵銷。所以同樣練功，疾病好的有快有慢，壽命有長有短，就是這個緣故。

11. 吃飯要定時，定量，食品要多樣化，少吃油膩，多吃蔬菜和水果。業餘時間要作些有益於身心健康的活動，如習書法、繪畫、聽音樂等等。

12. 收功後要做整理運動，一般最好是站功完後先做自我按摩再做輔助活動的十節動功。

八、人體組織細胞運動的產生

人體組織是細胞和細胞間質構成的，細胞和細胞間質是由微粒（分子、原子）所構成。

人體組織受到作用力（壓力、拉力，或意念活動）即產生反作用力。作用力和反作用力相互作用，即促使人體組織細胞（或微粒）產生運動，從而促進新陳代謝加快。

在新陳代謝中，由於物質代謝加快，可以增強人體素質，由於能量（內氣）代謝加快，可以提高人體生理活動的功能，從而達到健身、防病、治病和養生長壽的目的。

促進人體組織細胞運動加快的作用力，有以下三種：人體生命活動的作用力，人體重力的作用力，其他物體的作用力。

（一）人體生命活動的作用力

為了適應生命活動的需要，人體要進行各種生產和生理活動，如生產勞動、思想、呼吸、血液循環以及腸胃蠕動等。這些生產和生理活動都能給人體有關部位一定的作用力，從而促進人體組織細胞產生運動。

（二）人體重力的作用力

由於地球有吸引力，人體產生重力，人體下部組織受到上部組織的作用力（壓力）即產生反作用力，作用力和反作用力相互作用即促進人體組織細胞（或微粒）產生運動。

（三）其他物體的作用力

人體某一部位受到其他物體的作用力即產生反作用力，從而促進人體組織細胞（或微粒）產生運動。

例如：人體受到醫師按摩的作用力而產生反作用力，又如在拳擊的練習中，人體受到對方拳擊的作用力而產生反作用力。作用力和反作用力相互作用，從而促進人體組織細胞（或微粒）產生運動。

在體育運動中，有靜式和動式兩種運動類型，站、坐、臥功屬於靜式運動；打拳和打球屬於動式連動。運動的形成雖有動靜之分，但從實質上看，都是給人體組織一定的作用力，以促進人體組織細胞（或微粒）產生運動，從而達到健身、防病治病和長壽的目的。

九、人體組織細胞運動和運動量的產生

（一）人體組織細胞運動的產生

1. 站功

站椿功是靜式運動，在練功過程，人體組織細胞（或微粒）的運動主要是由於人體受到以下四種作用力所產生的：人體重力的作用力；姿勢的作用力；呼吸的作用力；心理的作用力。

（1）人體重力的作用力

人體重力的作用力是由於人體受到地心吸引力所產生，已於上節說明。

在站椿過程中，人體由於受到本身重力的作用力（壓力），即產生反作用力，作用力和反作用力相互作用，從而使人體組織細胞（或微粒）產生運動。

（2）姿勢的作用力

站功時，兩臂舉起，臀部下坐，兩肘撐圓，撐腕和曲指等姿勢給人體有關部位一定的作用力，從而促進有關組織細胞（或微粒）產生運動。

（3）呼吸的作用力

呼吸可使人體內臟各器官和植物神經受到作用力，從而使內臟各器官和植物神經的組織細胞（或微粒）產生運動。

（4）心理的作用力

心理的作用力就是意念活動的作用力。

興奮性的意念活動，如調緊和求美，可以促使人體組織細胞（或微粒）運動加快、新陳代謝率提高、能量（內氣）增加，從而增強對疾病的防治機能。

抑制性的意念活動，如調鬆和入靜，可以保使人體組織細胞（或微粒）運動減慢，新陳代謝率降低、能量（內氣）節約，從而保持對疾病的防治機能。

2. 坐功和臥功

坐、臥功也是靜式運動，在練坐、臥功過程中，人體組織細胞運動也是由於受到上述四個作用力所產生。但運動速度比站功小。其原因是人體重力對人體的作用力（壓強）的大小與支撐物對人體支撐面的大小成反比例，即支撐面越大，作用力（壓強）越小。

人體組織細胞運動速度的大小與人體受到的作用力大小成正比例，即受到的作用力越大，運動越快。

練坐、臥功時，人體受到支撐物的支撐面比站功大，因而受到人體重力的作用力（壓強）比站功小。

所以，如其他作用力相同，練坐、臥功時人體組織細胞運動速度比站功小。

3. 行功

行功是動功。在練行功過程中，人體組織細胞（或微粒）運動的產生，除由於受到上述四個作用力外，還有「動作」的作用力。

人體軀幹和四肢的各種動作是由肌肉的伸張和收縮所形成。肌肉伸縮的作用力使人體組織細胞（或微粒）產生運動。

（二）人體組織細胞運動量的產生

人體受到作用力，人體組織細胞（或微粒）即產生運動，已如上述。運動速度與人體質量相結合即產生運動量，單位時間（分或秒）的運動量就是練功強度。練功強度乘練功時間就是練功運動量。

練功強度和練功時間與練功運動量成正比例。練功強度越大，時間越長，運動量就越大。

練功強度，練功時間與練功運動量的關係可以用以下方程式表示：

練功運動量＝練功強度×練功時間

十、靜式運動的醫療效果

在體育運動中，有靜式和動式兩種類型。靜式運動比動式運動醫療效果好，其主要原因有以下四個方面。

（一）靜式運動可以重點對神經系統
　　　　進行鍛鍊

　　靜式運動是人體的軀幹和四肢靜止不動，利用人體重力，姿勢、吸呼和心理等作用力對人體進行鍛鍊。人體越不動，壓力點和支力點越不變，對肌肉和骨骼的鍛鍊越小，相對的對神經的鍛鍊越大，從而神經，尤其是周圍神經，由於受到鍛鍊而增強。

（二）靜式運動可以對神經系統進行
　　　　充分調節

　　在靜式運動中，由於人體靜止不動，軀幹和四肢對大腦無動作的干擾，因而可以集中精力進行放鬆、求美和入靜活動，從而使神經，尤其是中樞神經得到調節而功能增強。

　　神經系統為人體各種生理活動的主導，神經鍛鍊和調節功能增強了，人體各種生理活動的功能都隨之而提高，從而對強身、防病、治病和長壽起到積極作用。

（三）靜式運動可以對營養物質和能量
　　　　進行更有益的重分配

　　根據生理學，大腦的重量相當人體總重量的2％，而耗氧量則占人體總耗氧量的25％，可知簡化思想活動可以節約大量的營養物質和能量。

根據生理學，人體產生的熱量，安靜時80％來自內臟，運動時高出12～15倍，90％來自骨骼肌。可知，動式運動，由於軀幹和四肢進行運動，大量營養物質和能量分散消耗於軀幹和四肢。靜式運動，由於軀幹和四肢靜止不動，由軀幹和四肢相對的節約大量營養物質和能量。

那麼，在靜式運動中，由大腦、軀幹和四肢節約出的營養物質和能量可以重新分配給人體神經和內臟各器官的生理活動的需要。神經和內臟功能增強了可以提高新陳代謝的功能，從而增強防病和治病的能力。

（四）靜式運動可以對疾病進行 充分的調整和修復

在大腦皮層中，當主管思想以及其它各種活動的中樞入靜而處於抑制狀態時，主管調整和修復的中樞興奮，可以集中精力，在有秩序無干擾的情況下，對疾病進行調整和修復，從而使調整和修復工作進行得更好。

總結以上，我們可以知道，靜式運動通過身靜（軀幹和四肢不動），可以增強神經以及內臟生理活動的功能，通過心靜可以增強調整和修復疾病的功能。所以靜式運動的醫療效果比較好。

相反，動式運動通過身體軀幹和四肢，可以加強骨骼和肌肉的鍛鍊，因而骨骼和肌肉強健發達。但骨骼和

肌肉發達與否，對於防病和治病沒有直接關係，但神經和內臟弱了，對人體生理活動功能就要發生很大的影響。所以在醫療效果上，動式運動不如靜式運動。

因此，患病時應用靜式運動（站、坐或臥功）進行醫療。在練靜式運動過程還應對外動加以控制，以求保持對神經系統的重點鍛鍊和減少由於外動所發生的營養物質和能量（內氣）的消耗。

十一、意拳養生站樁功的要素和原則

（一）意拳養生站樁功的要素

意拳養生站樁功有「鬆」、「緊」、「美」、「靜」四個要素。

鬆就是人體組織細胞（或微粒）的距離大些。緊就是人體組織細胞（或微粒）的距離小些。美就是精神愉快。靜就是思想簡化。

在練功的過程，人體由於受到作用力而組織細胞的距離縮小而變緊。人體組織細胞由於受到作用力而產生反作用力（彈力），使人體組織細胞的距離擴大而變鬆，人體組織細胞由於受到作用力和反作用力的相互作用而一鬆一緊，從而使人體組織細胞運動加快，新陳代謝率提高和體質增強。

鬆和緊是相對的，沒有鬆就沒有緊，沒有緊就沒有鬆，沒有鬆緊就沒有運動。越緊反作用越大，運動的速度和幅度越大。所以在運動中，緊是矛盾的主要方面，起主導作用。因此，要想加大運動的速度，就必須加大作用力，使人體組織細胞變得更緊，從而使組織細胞相應的變得更鬆。

所以，在站功過程，人體要站穩不動，使壓力點和支力點不變，同時還要把兩腿下蹲，兩臂抬起以加大作用力。身體越不動，兩臂抬得越高，兩腿蹲得越低，人體組織細胞變得越緊，產生的作用力和反作用力越大，人體組織細胞運動得越快，從而對人體的鍛鍊越大。

在練功過程中，人體受到鬆緊運動的柔和刺激，可以產生「輕鬆、舒適」的感覺。在輕鬆舒適的基礎上，再有意識的進行「求美」活動，可以產生「輕鬆舒適美」的感覺，在輕鬆舒適美的感覺中，越美越鬆，越鬆越美。

在練功中，「輕鬆舒適美」，占領思想陣地，即排除雜念，簡化思想，誘導入靜。

通過「鬆緊」活動可使體質得到鍛鍊，通過「求美」活動可使神經得到調節，通過「入靜」活動可使身心得到調整和疾病得到治療。

所以，在練功過程要很好地掌握「鬆」「緊」、「美」「靜」四個要素。

（二）意拳養生站樁功的原則

在練功過程，一般對入靜感覺困難，因為人的思想是動的，驟然使其入靜，是給人腦一個抑制力，反使精神緊張，更不能入靜。因此，在方法上最好不提「入靜」而提「入美」，使輕鬆舒適美占領思想陣地，排除雜念，簡化思想，誘導入靜。

練功要適量，不可欠量，更不可過量。欠量雖然也有一定的鍛鍊效果，但不夠理想，過量則傷身體。運動量的大小要按照自身體質強弱程度善自掌握。

「累」感是運動量的具體表現，在練功開始時，由於運動量尚小，無累感，隨著練功時間的延長，運動量逐漸增加，即產生累感。練功時間如再延長，神經逐漸興奮，新陳代謝逐漸旺盛，還可能由累感變為「輕鬆舒適美」感。但不可貪練，應按計劃收功，以免過量。

簡化思想應有一定的限度，思想既要簡化又要保持清醒，不要入睡，因為入睡就無鍛鍊效果了。

為了易於掌握，現根據以上分析，總結出以下兩句話，作為練功原則：

輕鬆舒適美而累，
簡化思想莫入睡。

十二、「內氣」──熱能和電能

在氣功實踐中，人體感覺有「內氣」產生。這種「內氣」究竟是什麼物質，目前還是一個待探討的課題。根據練功數十年的體會，認為「內氣」與熱能和電能有關。

人體靠新陳代謝來維持，在新陳代謝的異化作用中，有機物被氧化，釋放出「能量」，為人體生理活動之用。

在生理學中，把這種能量解釋為「熱能」。但通過氣功實踐，我們認為除熱能之外還有「電能」。那就是，能量包括熱能和電能兩種物質。

熱能為人體生理活動提供熱量，如新陳代謝、消化食物等生理活動都需要熱能。

電能是人體生理活動——思想、新陳代謝、消化、吸收和循環等的原動力。沒有電能，人的生命活動就不能進行。

人體是一良導體，電能可以通過人體自由流動。在站樁功中，對能量（「內氣」）不作導引，讓其在神經的調節下，按照發展規律，根據生理活動的需要，在體內自然運行。

由於對「內氣」不作任何干擾，因而方法簡易，效果良好，現我們對於「內氣」尚未取得科學的認識，其發展規律尚未掌握，如進行盲目導引，還有出現偏差的危險。

應該指出，對於各種疑難病症尤其是「癌症」，一般醫藥療效不顯著，而通過意拳養生站樁功鍛鍊能夠取得療效，其原因可能是人體在練功過程中產生的「內氣」有消滅細菌和破壞癌細胞的作用，其原理有待科學探索。

十三、醫療病種

根據前述，在練功過程中，人體可以產生以下各種有益於醫療保健的生理變化：① 新陳代謝加快；② 能量（內氣）增多；③ 血紅蛋白增多；④ 白細胞增多。

在練功過程中，人體生理活動還可以產生以下各種有益於醫療保健的作用：① 重點鍛鍊和調節神經系統，從而使人體各種生理活動的功能增強；② 由大腦、軀幹和四肢節約的營養物質和能量（內氣），可以重新分配給神經系統和內臟各器官的需要；③ 入靜後可以集中精力對疾病進行醫療。

意拳養生站樁功由於具有上述各種作用，因而醫療保健功能潛力很大，對於各種急性和慢性疾病都有預防作用，對一般慢性疾病都有醫療效果。根據經驗，可以治療下列各種慢性病：神經衰弱、心臟病、高血壓、關節炎、眼病、皮膚病以及其他各種慢性病，對於癌症也有一定療效。

十節動功

十節動功是站樁後的一種輔助活動。它是大成拳試力功法的一部分，作為養生活動用，略有變動。全套動作，仍保持王薌齋先生所教導的「以意象形、形自意生、形隨意轉，上動下自隨，下動上自領，中間動上下合，內外相聯，前後左右相應，與大氣相呼應，與地心爭奪力」，真正做到整體活動。

這項活動保持站樁功的特點，自然呼吸，不守丹田，周身放鬆，以意念來誘導，外形呈現輕鬆瀟灑，美觀大方，給人一種美的享受。學者如能堅持鍛鍊，循序漸進，再輔以因人因病而設式的動作，必然引起自身的變化最終達到有病治病、無病健身、健康長壽的目的。

一、分撥水

1. 姿勢

下肢：兩腳分開，距離與自己肩相同。左腳向外斜站成丁八步。臀部略後坐，前腿微弓，後腿膝蓋撐。

上肢：兩臂向兩側伸展，手的高度約齊於胯。五指分開，手指間有似夾非夾之感。手掌向前似推水勢，掌根有推力。

2. 要領

手向前推水活動時，以手帶肘，背微後靠。手向後

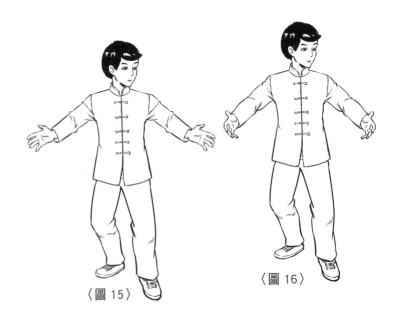

〈圖 15〉　　　　　〈圖 16〉

撥水時，撤肘帶手，身略前傾，如似作前推後撥活動。

　　活動時精神要鎮靜，全身要放鬆，動作要穩緩，可以站在原位活動，也可以前進或後退活動。如在原位活動，左右腳可輪換，向前外斜站丁八步（圖15、16）。活動時間根據自己身體條件而定。

二、揉浮式

1. 姿勢

　　下肢的姿勢與第一節相同（丁八步）。

　　上肢：兩手心朝下向前伸，距離身體約一尺，鬆肩撐肘。兩手間距離約2～3拳，十指分開。兩手向前似搓按狀，似有鬆緊帶套在兩手腕上。

2. 要領

　　活動時兩手似按在水上浮起的兩個球上，雙手腕上又似有鬆緊帶套著。兩手隨揉水中浮球，隨著向兩側撐爭鬆緊的力量。隨撐隨轉經腰和胸間轉向前，成一橢圓形。似雙手揉動雙球，既不讓球跑了，也不可把球按在水中去；把兩腕上的鬆緊帶撐開，再讓它縮回。這樣反覆循環揉動。練此式也可以上步前進著活動，也可以退著步活動。在原位不動活動也行，但要左右腳輪換站丁八步（圖17，18），活動時間根據自己身體條件而定。

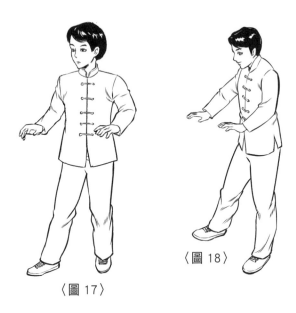

〈圖 17〉

〈圖 18〉

三、雙手運球

1. 姿勢

下肢與第一節相同。

上肢、兩臂抬起，兩肘回收，手指分開成抱球狀。左手在前，右手略在後，手中似捧著一個汽球。

2. 要領

左手指向外撐，右手隨著向左手推。推到左側時，右手背再向外撐，左手再向著右手推；推手時，頭、身隨著微動。如此反覆推手活動。推球時用意，不用力，

既不可把球擠扁，也不可讓球丟掉（圖19，20）。活動時間同前。左右腳可輪換站成丁八步。

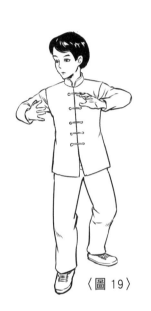

〈圖 19〉

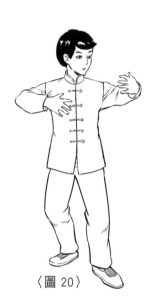

〈圖 20〉

四、按彈簧

1. 姿勢

下肢：與第一節相同。

上肢：兩臂抬起，鬆肩撐肘。兩手高低度略低於肩。十指分開，手指間似夾非夾。兩手離身約一尺左右，兩手間距離約三拳左右。

2. 要領

　　將姿勢擺好後即試兩手下的彈簧力。以手帶動肘往下按；按時，頭上領帶動全身上升，手下似有彈縮力。上升時，肘帶動手升起，鬆肩，背略後依，臀部略後坐；手下似有起浮力。兩腳可以左右輪換站丁八步（圖21，22，23），活動時間同前。

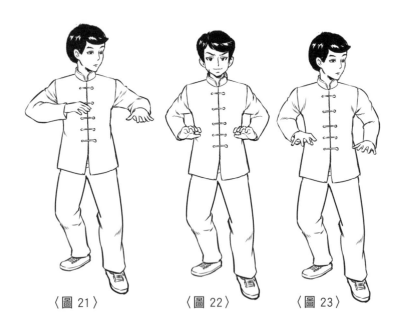

〈圖 21〉　　　　〈圖 22〉　　　　〈圖 23〉

五、空中濾氣

姿勢與要領：

下肢： 一腳在前，一腳在後成丁八步。前腳掌和腳

指有抓地意：後腳跟略虛起，兩腿微屈。

　　上肢：兩手抬起，手掌向前，一手高過頭，一手在臉下。兩肘外撐，手與手的距離約一尺左右，手指分開，不可用力，微似抓物狀，從上往下穩慢攄。雙手往下攄時頭上領帶動全身。攄至肚臍高低處，十指向下，兩手腕帶動手抬起；抬起時背後靠，臀部略後坐，手指朝下有吸力；兩手升舉到原來的高度再往下攄。如此反覆濾空氣。左右腳可以輪換站丁八式，左右手也上下輪換。可以前進或後退著活動，在原位不動也行，左右側各活動10次（圖24，25，26）。

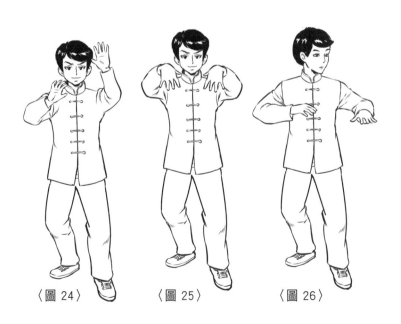

〈圖 24〉　　　〈圖 25〉　　　〈圖 26〉

六、開合力

姿勢與要領：

下肢：左腳在前成丁八步。前腿微屈，後腿略蹬。

上肢：兩手心朝下，伸向前（兩手勿挨著），胳膊勿直伸，保持臂半圓，腋半虛。兩手推至前方，手向前推時身往後依。兩手向兩側分開，目遠望，兩手分爭到66公分左右的寬度處撒肘回收。撒肘時身略前傾，臀部微後坐。兩手攏裹，手心相對。再將手緩緩翻轉，手心朝下伸向前，為一輪。後腳可以前進一步或前腳後退一步，改為右腿在前，如此循環運動。兩手分爭時，手上有分爭力的感覺（圖27，28）。活動次數同前。

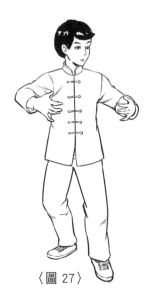 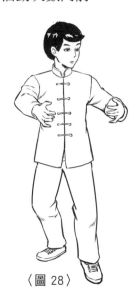

〈圖 27〉　　　〈圖 28〉

七、蜻蜓點水

姿勢與要領：

開始腳手同時動。一隻腳朝前邁出，站丁八步，兩腳間距離與自己的肩寬相同。兩臂抬起，高度與肩平。胳膊微有彎曲。兩手伸向兩側，手指張開。面斜向前腳方向，目遠望。

活動時是先起後落。兩臂抬起，鬆肩，意在手，腕如軸，前肢帶上臂緩緩升起，同時後腳落實，前腿提膝，前腳離地隨即下落。下落時，手掌根下按，頭上領，前腳尖點地。如此上下浮落活動，有如蜻蜓點水，

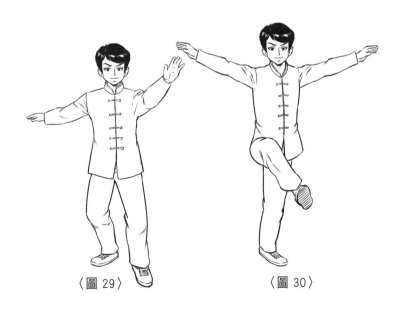

〈圖 29〉　　　　　　〈圖 30〉

要左右腿輪換活動（圖29，30）。活動時間根據自身條件而定。

八、抻絲運動

姿勢與要領：

下肢：丁八步，左腿在前。**上肢：**兩臂抬起環抱胸前，兩手距離約兩拳左右。兩手指彎曲似握物狀。

兩手似有絲纏繞，將絲揮一揮，鬆一鬆（即兩手距離縮小）。揮時意在腕，鬆時意在手心（勞宮穴）。隨著活動右腳朝前進步。身隨手，手隨右腳邁出之同時轉向右側活動。左右腳交替前進，或後退循環活動。揮時

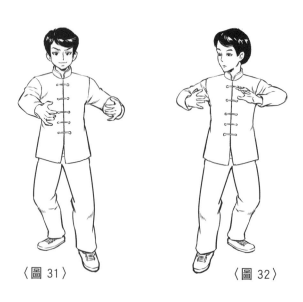

〈圖31〉 〈圖32〉

前進，腳要徐徐邁出。鬆時後退，腳慢慢撤回（圖31，32）。

九、神龜出水

姿勢與要領：

下肢：左腳在前，右腿在後，站成大丁八式。兩腳間距離寬於肩。前腿弓，後腿撐，前腳掌著地腳指抓，後腳跟離地。力量前三後七。

上身：兩臂抬起，兩手與肩平。鬆肩、垂肘。面斜向前腳方向。雙手做按水狀。

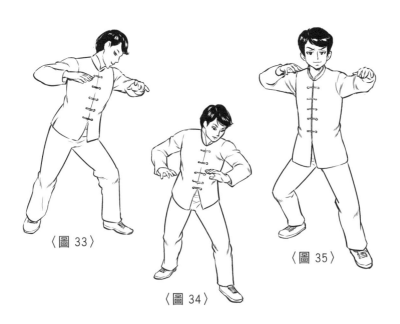

〈圖33〉

〈圖34〉

〈圖35〉

活動開始，臀部朝後右側坐，同時兩手往下按，隨著頭轉向正前方，繼續頭帶動腰，腰帶動胯再轉向前腿（左腿）方向，手下按，頭上頂，有如從水中鑽出之勢。左右可變換輪流做（圖33，34，35）。活動時間同前。

十、摩擦步

姿勢與要領：

上身：面向前，目遠視，兩臂展開，鬆肩，肘微彎曲，兩手如搓按。

下身：一隻腿在前，一隻腿在後（大丁八步）。前腳落實，後腳似在泥中拔起，腳脖上似掛雜草有拉阻之力，腳下又如踩在小球上，膝上領，腳下隨緩緩向前滾動。

行走活動時，上身是頭領全身，下身是腰如輪軸帶後腿，左右腳交替徐徐前進（圖36，37）。

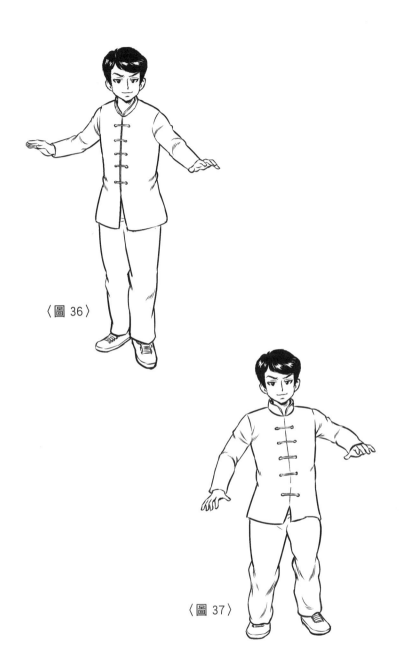

〈圖 36〉

〈圖 37〉

自我功力按摩

　　配合練功的治病範圍較廣，除去高燒，出血性疾病，幾乎所有慢性病都可在全身某些部位進行顫抖、誘導、透穴、溫養等法防治疾病。

　　全身性疾病如：腦血管硬化症，高血壓，功能性頸痛，肝、膽、胃腸病等都以頭、腹部為主要按摩部位，同時應配一個主穴，如頭配合谷，腹部配足三里。

　　主要疾病應以主穴和局部穴相結合。如眼、耳、鼻、牙等五官疾病，要以印堂、太陽等主穴結合眼部四周穴，耳鼻局部穴同時進行按摩。

　　自我功力按摩的時間一般選擇在站樁或坐式練功後，這時不同程度的溫熱舒適感，精神注意力容易集中，此時功力也較旺盛，用來進行按摩較為適宜，次數時間都不限。可以頭、腹、四肢連續作，也可以頭部病只作頭部按摩，消化系統為主的病，單以腹部為主，亦無先後次序。

按摩前準備要充分，不留長指甲，洗淨手，選個幽靜、避風、無強光曝曬的地方，站或坐安定後，按照如下方法進行按摩，用意不用力。

1. 先以雙食指按印堂，同時雙中指按晴明穴，輕揉幾次，接著往左右眉上分推至頷厭穴再至太陽穴（圖38，39）。

2. 以雙拇指按太陽穴，輕揉幾次，沿著耳後推至翳風穴，捏住耳垂輕拉幾次（圖40，41）。

3. 輕輕上拉耳輪數次（圖42）。

4. 雙食指插進耳道向前按推，反覆數次（圖43）。

5. 五指微曲，以中指按神庭穴，隨其餘四指推向百會穴，順下後頂穴、強間、腦產、風府、啞門等穴。可以手倒換做數次（圖44，45）。

6. 雙食指按風府穴，同時雙拇指按風池穴，向頸項推摩數次（圖46，47）。

7. 右手從左腋開始捏臂內側極泉穴向下抒順尺澤，內關等，然後再回到肩髃穴，向臂外側下抒順曲尺，內關到手指，再以拇指按捏合谷。可倒換反覆數次（圖48，49）。也可雙手四指交叉，雙勾互拉。

8. 雙手從臀部環跳穴進行揉按後順大腿外側下抒經風市穴、陽陵泉、足三里等，再返回，順大腿內側殷門穴、血海、內膝眼、陰陵泉、三陰交等穴輕揉抒數次（圖50，51）。

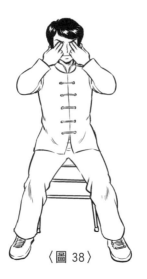

〈圖 38〉

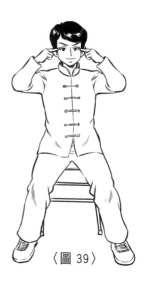

〈圖 39〉

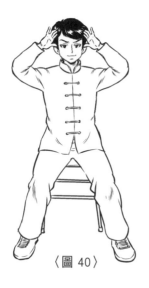

〈圖 40〉

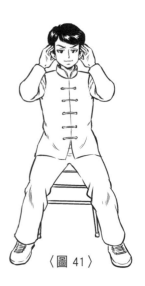

〈圖 41〉

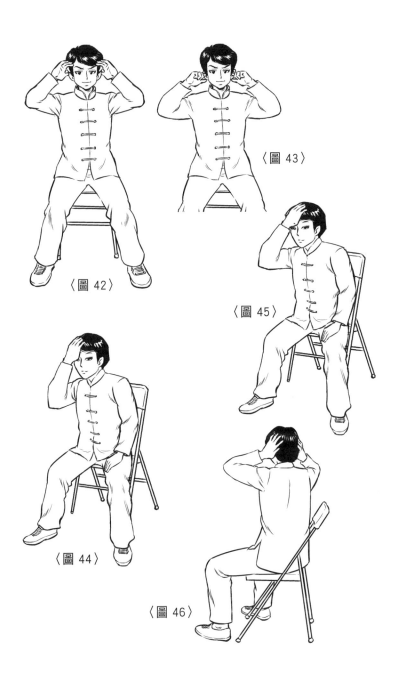

〈圖 42〉

〈圖 43〉

〈圖 44〉

〈圖 45〉

〈圖 46〉

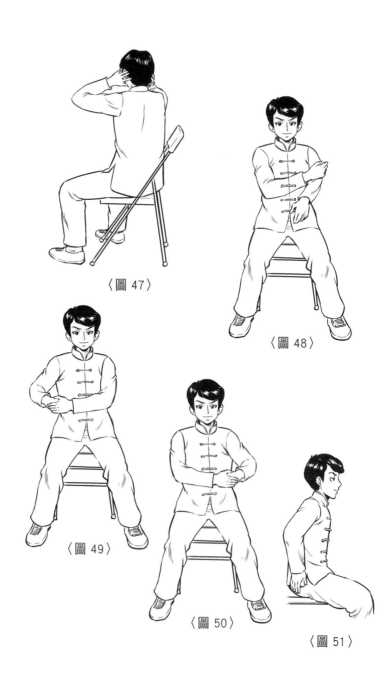

〈圖 47〉

〈圖 48〉

〈圖 49〉

〈圖 50〉

〈圖 51〉

意拳養生站樁功療效患者談

〈病例一〉

封殿珍，女，29歲，黑龍江農管局服務員。

自述：七年前，因公傷後腰背疼痛，一直按風濕病治療，越來越嚴重，先是下肢失去知覺，最後癱瘓，直到1976年才確診為胸椎結核引起截癱。大小便失禁，下肢全無知覺，當時右腿傷如巴掌大都不知道疼。

1976年2月，市醫院胸椎照片（X光號1165）第9胸椎骨有結核損壞病灶。

同年春，抗結核治療轉到齊齊哈爾第一醫院骨科，先後兩次做減壓手術（清除寒性膿腫也未免去癱瘓之苦，初期翻身困難，腰部出現大片褥瘡，幾個月未能癒合，痛苦焦急，熬過一年又一年，不甘心癱殘下去，唯一親人父親幫我捏捏腰腿和按摩。在床上幫我拉手臂架不停地練翻身，坐起來到能下床站立，整整練了四個春

秋，勉強掙扎著邁出艱難的第一步，但生活仍不能自理，大小便不能控制，蹲下去，起不來……

1981年7月，千里迢迢來到北京，經首都幾個大醫院檢查一遍，照舊是不治之症，最後到北池子中醫醫院針灸一個月，效果不明顯。

在無特效藥的情況下，喜聞氣功治病消息，於1981年10月坐著手搖三輪車來到中山公園站樁輔導站，東張西望，躊躇滿懷，輔導老師和病友看出我的難處，不能站，先在車上練坐功，慢慢扶拐靠樹站，半個月後從幾分鐘到一刻鐘身體不再東倒西歪了，二、三個月後，雙腿有勁，站樁時有熱感，可做些彎腰下蹲動作，並能緩步走幾公尺遠。對眼前進步有點滿足，鬆勁，時逢冰天雪地間斷幾日不去公園練功了，但一想到七年來屎尿拉在內褲裡又髒又臭的情景，從不敢多吃一口食物，多喝一口水，練功的勁頭更大了，注意形鬆，意靜，養神育氣，動靜相兼，局部整體相結合的鍛鍊。半年來體質增強，氣血旺盛，腰腿較前靈活，可走三十九公尺遠了。大小便基本能控制，還可蹲下去便溺，下肢全部知覺已恢復。背部疤痕硬塊及脊柱後凸形均縮小，每天在公園能堅持4～7小時活動，太累時就回到三輪車上練功、臥功，有時還能以自我按摩消除頭昏腦脹，行走更輕快。

近來收到外地截癱病人來信，我以最大信心把全部體會逐覆他們：堅持練意拳站樁功，定能戰勝截癱。

意拳養生站樁功

〈病例二〉

宋洪奎，男，44歲，遼寧省營口縣郵電局職工。

1979年我在一次電路工程中不幸被電擊傷。當時休克七分鐘之多，經搶救脫險後，左下肢抖動不已，行動拖拉，走路吃力，住營口縣醫院，先後用藥物、針灸等辦法治療，效果不佳。後改為重點穴位封閉仍無效果，以後下肢逐漸失去知覺。

1981年轉院，就診於瀋陽醫院第一附屬醫院（住院號376）、上海醫學院附屬醫院、華山醫院、上海寶山醫院（門診號160、132）、上海長征、長海醫院（門診號MO 001101、023142）、北京宣武醫院、首都醫院、解放軍307醫院鐵路總醫院等全國著名醫院十九所之多，都確診為：中樞性神經震顫麻痺。因無特效治療，只好回故鄉療養。在這期間我已完全殘廢，雙下肢知覺全無，肌肉嚴重萎縮，二便失禁，長期失眠，每天吃不了100克飯，說話無力。自想生命給我的時間不多了，思想苦悶，悲觀，有強烈的厭世感。

於1984年4月21日到北京，在勞動人民文化宮報名學習站樁療法。在老師的輔導治療下，我由一個躺著起不來，坐著坐不穩，身邊需要有三個護理員的嚴重截癱患者變成一個身體素質好，精神面貌樂觀的人。於同年8月27日解決了我的左下肢多動症。

開始練功時坐不住，我就叫護理員把我捆在殘廢車

上，經過一個月坐式練功，我基本能坐穩了。練到三個月時就能拄著拐杖下車練功。又經過一年多，現在能親自上樓看望王玉芳老師了。我堅持練功的信心更大了。我由一個對氣功懷疑的人變成了氣功科學受益者。

現在我每天堅持到中山公園站樁3～4小時，加上王玉芳老師及其長子金樨華的功力按摩，效果很明顯。

我回到豐台區木樨園旅社後繼續練臥式功和坐式功。風雨無阻，持之以恒。在兩年的刻苦練功後，現在可以不拄拐杖在室內慢步走路了，飲食和睡眠成倍增加，體重增加8.5公斤。兩下肢肌肉豐滿。

在兩年練功體會中，深深感到意拳養生站樁功和功力按摩是我們疑難症患者的良師益友。今後我決心在現有基礎上，加長練功時間，更好地學習氣功科學，爭取在短時間內達到生活完全自理。除此之外，要總結自己練功中的細小變化和體會，為發揚光大氣功盡點力，使社會上的截癱和其他疑難症患者早日擺脫病殘之苦。

〈病例三〉

李鵬翔，男，7歲，病症為高位截癱、脊髓空洞。

1985年二月，被吊車鋼絲繩打傷，出事後，即入北京礦務局職工醫院和中日友好醫院，聯合會診（片號892927，診斷為：脊髓空洞型高位截癱）。患者大小便失禁，沒有知覺，前後經過北京市神經外科研究所（住

院號13386）、海淀區西苑醫院醫治四個月（住院號7328），病情仍未好轉，下肢漸漸萎縮，腳腕變形。曾與美國、澳大利亞聯繫，寄去片子，未見回音。走投無路，經友人介紹與中國氣功科學研究會名譽理事，北京氣功研究會顧問王玉芳老師相識。王老師用功力按摩為患者治病，經10天治療後，患者知道小便，兩個月後大便能有知覺。王玉芳老師又教患者練功，開始靠物練坐式一（兩分鐘）臥式二（三分鐘），每日還做功力按摩。然後由王老師的長子金樟樺運動治療。1986年3月，雙腿有勁，扶物能站立，能蹲，扶拐能行走，大小便能控制，每次堅持練功一小時左右。現已由其父陪送上學，功課很好。

〈病例四〉

顧秉信，男，70歲，退休幹部。

診斷：1. 冠心病；2. 白癜風；3. 脈管炎；4. 痔瘡；5. 肩周炎、6. 神經性尿頻。

患者自述：早在年輕時就患有白癜風，逐漸發展到全身，尿頻已十多年，有時一夜5～6次，沒睡過安穩覺。近年又增加了冠心病，常常胸悶隱痛，宣武醫院確診為心臟供血不足，還有脈管炎病，走路有時腿痛就得停下來，揉捏一陣才能邁步。肩周炎兩年來，右臂不能高舉，痔瘡復發常是坐立不安，全身上下沒有無病之

處，幾十年中西藥療效均不明顯。

1980年在中山公園開始練站樁功。冬季感冒減少，胸悶、腿疼減輕，練功勁頭更大了，寒冬酷暑從不間斷，服藥廣了，所有病都見好，尿頻完全消失了。已停藥半年多，心絞痛未復發，肩周炎基本治好，練功近兩年勝過幾十年醫藥。額面部白癜風恢復到近似原色皮膚，真想不到氣功療法對40年的「頑症」也有效。站樁功是全身都能鍛鍊的自我療法。

現在每天站兩次，每次半小時，練功後再活動1小時，現在感覺精力充沛，真有返老還童之感。

〈病例五〉

趙金玉，女，44歲，北京化工試劑研究所工人。

診斷：系統性紅斑狼瘡

患者自述：1976年6月開始頭昏，疲乏，嗜睡，飲食欠佳，經首都幾個醫院檢查，於1979年確診為系統性紅斑狼瘡。服用山海棠、強的松等多種藥物治療，肝功改善，但又出現多處皮損，面、背和雙手苓黃、綠豆及硬幣大的皮疹，有的融合成片，口腔潰瘍。

1981年6月13日首里醫院（病案號199267）門診記錄。「查體，面部左頰皮損約1.5×2厘米，雙手皮損4.5×1厘米、2×3厘米、1×2厘米。尿化驗：蛋白＋＋，紅細胞10～15，白細胞4～7。」

患者於1981年6月開始學練站樁功，鍛鍊三個月免疫機能改善，皮疹逐漸消退，血象好轉。練功四個月後皮損全部恢復，口腔潰瘍癒合，吃睡正常，精力充沛。

〈病例六〉

劉雙，男，46歲，山東營縣人。患「骨軟化症」。

自述：自1979年開始腰腿酸痛無力，繼之發展為不能站立和走動，經濟南幾大醫院確診為骨軟化症，久治不癒。於1983年5月轉到北京解放軍總醫院治療時，行動困難，生活不能自理。

同年6月在患友練站樁功治療高血壓的影響下，邊住院邊練功。雖然當時翻身、坐、立都感到困難，初期除練坐式外有時扶拐靠床截癱，一個月後基本可離拐練功或靠物站10分鐘左右，還配合作些腰腿的自我按摩，加上服用維生素D2，病情逐漸好轉，腰腿痛減輕，練功增加到每日不少於3～4小時。三個月左右可離拐行走二、三百公尺，同樣的藥，用過三年多，已在醫院度過三個春節，都沒有這次療效高，主要的就是加上站樁功，僅三個月生活完全自理；五個月出院後在家能做許多家務活，從此不再是個殘廢人了。

〈病例七〉

武××，女，33歲，北京市西城區副食商店司機，

診斷右手腕骨結核。

自述：1980年3月在一次搬運貨物後，右臂疼痛加重，經北京人民醫院、積水潭醫院確診為右腕骨結核，經過鏈黴素、雷米封抗結核治療，療效不理想，同時以繃帶固定，腫疼仍不消，又改用木板固定，外敷中藥，右臂功能改善不明顯。

1981年春去中山公園學了站樁功，以撐抱站式為主配合扶樹，讓患者抬高加強血液循環，同時輔助功力按摩，進一步促進舒筋活血，每天不少於2小時練功的整體鍛鍊，加上局部治療，3～4月就基本治癒。

經人民醫院（病案號365336）複查血沉改善，右腕關節功能良好，活動自如。同年7月恢復工作後，右臂可持重。結核病雖有特效藥，如能配合氣功，體鬆入靜，加速血液循環，可大大增強藥效作用。

〈病例八〉

趙××，女，23歲，在北京崇外辦事處分行工作，患甲狀腺機能亢進。

自述：兩年前即感疲乏，消瘦，心悸逐漸加重。右側脖頸增粗腫大。經北京第四醫院檢查，確診為甲亢。經過中西藥治療效果不理想，已半年不能工作。

1983年3月配合站樁功鍛鍊3～4個月，病情見好。雖然時逢氣候炎熱，練功出汗不多，心悸、疲乏等不適

相繼消失。通過幾個月放鬆入靜的整體鍛鍊，神經經營、代謝功能改善，內分泌得到調整，腫大的甲狀腺變小。半年複查，T_4、T_3等化驗指標都恢復到正常範圍。回到工作崗位一年多，感覺良好，精力充沛。

〈病例九〉

劉×，男，公安幹部，患冠心病，腦動脈硬化。

自述：六年前發覺胸悶，憋氣有陣痛感，同時還有腦動脈硬化，引起頭暈頭疼，血壓忽高忽低，逐漸加重，時常為疾病纏身苦惱。兩年前往住了四個月療養院，病情仍不穩定，每年總有七、八個月時間患病。1981年在公安醫院治療（病案號158145），效果也不理想，當走投無路之時，來到北京市勞動人民文化宮看到意拳站樁功輔站教授站樁功，我以半信半疑的心情，報名參加了站樁功學習，經過幾天的鍛鍊，病情有好轉，給我增強了信心，每天堅持站半小時到一小時，兩個月後我病情有明顯好轉，慢慢減輕藥品，自感體質逐漸增強，從此風雨無阻，堅持早起到文化宮練功。三個月後到醫院檢查，病情都有明顯好轉的變化，練功信心就更大了。以後我每天站二、三個小時，累了就活動一下，走走摩擦步，血壓穩定在正常範圍，很快恢復了全日工作。自從練了二年的站樁功，多年的前列腺炎也治好了。精力旺盛，深感意拳站樁功既經濟又安全，又方

便，能治病，同時要注意飲食，生活要有規律，練功更要持之以恆。我多年來一直堅持不懈，退休後，時間更充分了，還經常教同事們練站樁功，也治好了許多疑難病患者，使他們走上了工作位。我練功後，頭髮變黑了很多，白髮少了，身體強健了，全身病都好了。現在，我是一位意拳站樁功的愛好者，願在有生之年，為推廣王薌齋老先生的養生站樁功做出最多的貢獻。

〈病例十〉

曹×，男，61歲，公安離休幹部。

病症：肺心病、植物神經失調、慢性結腸炎。前列腺肥大。

自述：十年動亂使我身心受害，得了肺氣腫併發肺心病，植物神經失調引起過敏性結腸炎等多種慢性病，雖經多方治療效果不佳。時常血壓不穩，心悸、失眠、尿頻（一夜5～6次）、便稀（1日3～5次），人消瘦，體重僅98斤（身高1.7米），疲乏無力，周身不適。

1981～1982年北京醫院（病案號7206）診斷肺心病、植物神經失調及前腺肥大等。

1983年4月在北京勞動人民文化宮學站樁功，掌握了基本式子，結合書本要領邊學邊練，體會鬆靜要領，半個月後，病情減輕，尿頻基本消除，吃睡正常。

主要以撐抱站式為增強體質的基本式子，在整體放

鬆入靜過程中調整了大腦皮層興奮與抑制平衡，不僅睡眠增強，還引進了胃腸功能，消除了腸痙攣，稀便減少，同時通過練功引進了消化液分泌。吸收能力加強，體重增加了5斤。在炎熱的七月出差一個月，體重雖有下降但病情很穩定。在堅持練功過程中，基本做到全身放鬆，自然腹式吸收，使神經系統及循環、消化等主要臟器功能改善，以上多種疾病基本消除，健康狀況良好，是我十幾年沒有過的。體重由49公斤上升到10公斤左右，五個月來大量腦力和體力活動毫無頭暈、氣短、虛弱之感。每天堅持到文化宮練功，輔導病人持續說話三小時，回家還做家務等都不覺疲乏。

最近北京醫院複查，心肺正常，左心不大，雜音消失，血壓穩定，一切正常，都說我與以前判若兩人。

經過站樁，治癒了我的疾病，並且在數年堅持不懈的練功中，體會深刻，目前不僅自己練功強身，還能輔導病人站樁治療。

〈全書終〉

國家圖書館出版品預行編目資料

意拳養生站樁功／王玉芳／著
-- 修訂一版 .-- 新北市：新潮社，2014.12
　　面；　公分 .--
　　ISBN 978-986-316-584-2（平裝）

1. 氣功　2. 拳術

413.94　　　　　　　　　　　　103019188

意拳養生站樁功

作　　者　王玉芳

〈企劃〉

〔出版者〕新潮社文化事業有限公司

電話 (02) 8666-5711＊傳真 (02) 8666-5833

〔E-mail〕editor@xcsbook.com.tw

印前作業：東豪印刷股份有限公司

〈代理商〉

創智文化有限公司

新北市23674土城區忠承路89號6樓（永寧科技園區）

電話 (02) 2268-3489＊傳真 (02) 2269-6560

2014年12月　修訂一版
2021年 7 月　一版三刷